Les troubles anxieux

Guide d'information

Neil A. Rector, Ph.D.
Danielle Bourdeau, M.D.
Kate Kitchen, MSS
Linda Joseph-Massiah, IA, Ph.D.
Judith M. Laposa, Ph.D.

camh

Centre de toxicomanie et de santé mentale

Un Centre collaborateur de l'Organisation
panaméricaine de la Santé et de
l'Organisation mondiale de la Santé

Catalogage avant publication de Bibliothèque et Archives Canada

Rector, Neil A.
[Anxiety disorders. Français]
    Les troubles anxieux : guide d'information / Neil A. Rector, Ph.D., Danielle
Bourdeau, M.D., Kate Kitchen, M. Serv. Soc., Linda Joseph-Massiah, IA, Ph.D.,
Judith Laposa, Ph.D. -- Édition révisée.

Traduction de : Anxiety disorders.
Publié en formats imprimé(s) et électronique(s).
ISBN 978-1-77114-342-4 (COUVERTURE SOUPLE).--ISBN 978-1-77114-343-1 (PDF).--
ISBN 978-1-77114-344-8 (HTML).--ISBN 978-1-77114-345-5 (EPUB).--
ISBN 978-1-77114-346-2 (KINDLE)

    1. Névroses d'angoisse--Ouvrages de vulgarisation. 2. Angoisse--Ouvrages
de vulgarisation. 3. Névroses d'angoisse--Patients--Relations familiales.
I. Bourdeau, Danielle, auteur II. Kitchen, Kate, auteur III. Joseph-Massiah,
Linda, auteur IV. Laposa, Judith Megan, 1976-, auteur V. Centre de
toxicomanie et de santé mentale, organisme de publication VI. Titre.
VII. Titre: Anxiety disorders. Français.

RC531.R4214 2016   616.85'22   C2016-907726-8
                                                 C2016-907727-6

Imprimé au Canada

© 2005, 2008, 2016 Centre de toxicomanie et de santé mentale

Il se peut que cette publication soit offerte dans des supports de substitution. Pour
tout renseignement sur d'autres supports ou d'autres publications de CAMH ou pour
passer une commande, veuillez vous adresser au Service des publications de CAMH :
Sans frais : 1 800 661-1111
À Toronto : 416 595-6059
Courriel : publications@camh.ca
Cyberboutique : http://store.camh.ca
Site Web : www.camh.ca/fr

Available in English under the title: *Anxiety disorders: An information guide*

Ce guide a été édité par le Département de l'enseignement et de la formation de CAMH.

3973a / 03-2017 / PM122

Table des matières

Remerciements

Nous tenons à remercier les personnes qui nous ont fait part de leur expérience personnelle de l'anxiété, ainsi que les personnes atteintes de troubles anxieux, leurs proches et les professionnels de la santé mentale qui ont passé en revue les ébauches du présent document – en particulier Sheila Gamblen et Veronica King. Nous adressons également nos remerciements à nos réviseures techniques Sandie Leith, M. SERV. SOC., TSI, Mary Lalonde, ergothérapeute, Donna Weick, M. SERV. SOC., TSI, et Neely Bakshi, M.D.

Nous aimerions aussi remercier les auteurs des autres guides de la présente collection, dont les travaux nous ont servi de référence, et tout particulièrement Christina Bartha, Carol Parker et Cathy Thomson.

Introduction

Le présent guide s'adresse aux personnes aux prises avec des troubles anxieux, à leurs proches, à leurs amis et à tous ceux qui s'intéressent à ces troubles. Traitant de nombreux aspects des troubles anxieux, le guide répond à des questions courantes et met les lecteurs en mesure de s'entretenir des troubles anxieux avec les prestataires de soins.

Remarque : Les termes de genre masculin utilisés pour désigner des personnes englobent les femmes et les hommes. L'usage exclusif du masculin ne vise qu'à alléger le texte.

1 L'anxiété et les troubles anxieux

Nous éprouvons tous de l'anxiété de temps à autre. Rares sont les personnes qui passent une semaine sans en éprouver ou sans avoir l'impression que quelque chose va mal se passer. On peut éprouver une certaine anxiété à l'occasion d'un examen, d'une entrevue d'embauche ou de tout autre événement important ou lorsqu'on perçoit un danger – lorsqu'on est réveillé par un bruit inhabituel, par exemple. Toutefois, ce type courant d'anxiété se manifeste généralement de façon occasionnelle et il est de faible intensité et de courte durée, alors que l'anxiété éprouvée par une personne aux prises avec un trouble anxieux est plus fréquente et plus intense, et peut durer plusieurs heures, voire des jours entiers.

Malheureusement, les troubles anxieux sont très répandus. Les recherches montrent que jusqu'à un adulte sur quatre connaît un trouble anxieux à un moment ou à un autre de sa vie et qu'une personne sur dix a connu un tel trouble au cours des douze derniers mois. Les troubles anxieux sont les troubles mentaux les plus courants chez les femmes et ils se classent au deuxième rang chez les hommes, après les troubles liés à la consommation d'alcool et de drogues. Les personnes atteintes d'un trouble anxieux ont de la difficulté à travailler ou à étudier et à accomplir les tâches quotidiennes. En outre, les troubles anxieux engendrent souvent des problèmes relationnels, des difficultés financières et une grande souffrance pour les personnes atteintes.

Il n'est pas rare qu'il s'écoule des années avant qu'un trouble anxieux soit diagnostiqué et traité. Lorsqu'on soupçonne un trouble anxieux, il faut consulter au plus vite un professionnel de la santé. Les troubles anxieux se soignent, et plus tôt le traitement est instauré, plus il a de chances de réussir.

Il existe plusieurs types de troubles anxieux : la *phobie spécifique, le trouble panique, l'agoraphobie, l'anxiété généralisée, l'anxiété sociale,* le *mutisme sélectif* et l'*anxiété de séparation* (American Psychiatric Association [APA], 2013). Les sujets atteints éprouvent tous :

· une peur excessive ou déraisonnable ;

· un sentiment d'appréhension ;

· de la difficulté à accomplir les tâches quotidiennes ou un sentiment de détresse à l'idée d'accomplir ces tâches.

Dans les exemples suivants, Suzanne B. et Jean D.* affichent ces traits communs, même si la nature de leurs craintes diffère.

Suzanne B. est aux prises avec des crises de panique récurrentes et imprévues depuis cinq ans.

Tout a commencé un soir de pluie alors que je rentrais chez moi, au volant de mon auto. J'ai été prise de tremblements et de vertige et je n'arrivais plus à me concentrer. J'ai d'abord cru que c'était à cause de ce que j'avais mangé, et puis mon esprit a commencé à divaguer et je me suis dit : « Et si je m'évanouis ? » et aussi « Je vais peut-être mourir ». Je me suis mise à trembler de tout mon

* Les noms des personnes et les particularités permettant de les identifier ont été changés.

corps, comme si j'avais les nerfs à vif. J'ai tout de suite rangé la voiture sur l'accotement et j'ai téléphoné à ma fille pour lui demander de venir me chercher. Depuis, j'ai connu des dizaines de crises de ce genre. Au début, elles se produisaient seulement quand je conduisais, mais maintenant elles peuvent se produire quand je magasine, que je suis dans une file d'attente ou même dans l'autobus. J'ai l'impression de passer le plus clair de mon temps à redouter l'apparition de la prochaine crise.

Jean D. explique qu'il a toujours été extrêmement timide et qu'il a constamment peur de se mettre dans l'embarras quand il se trouve en société.

Du plus loin que je me souvienne, j'ai toujours détesté être le centre d'attention. À l'école, dès l'âge de sept ans, je m'efforçais de me faire tout petit, en espérant que l'enseignante ne me poserait pas de question. Quand je devais faire une présentation devant la classe, j'étais incapable de dormir la semaine d'avant. J'avais peur d'oublier ce que j'avais à dire, de bafouiller et d'avoir l'air d'un parfait niaiseux. On dirait que rien n'a changé. Au bureau, je redoute les réunions, les entretiens avec mon patron, les dîners avec mes collègues et, pis encore, la présentation de mon rapport mensuel aux membres de mon équipe. Je suis quasiment certain que tout le monde sait combien je suis mal à l'aise dans ces situations et mes collègues pensent sans doute que j'ai l'air bizarre et niaiseux.

Pour bien comprendre la nature des troubles anxieux que ressentent Suzanne B. et Jean D., il faut d'abord déterminer ce qu'est l'anxiété « normale ». Plus loin dans ce chapitre, nous décrirons les craintes les plus courantes associées à chaque trouble anxieux et les caractéristiques propres à ces troubles.

Qu'est-ce que l'anxiété normale ?

Il est normal et même nécessaire d'éprouver une certaine anxiété. L'anxiété nous fait réagir au danger en nous poussant à nous mettre à l'abri ou à faire face au danger (réaction de fuite ou de lutte). Dans certaines situations, l'anxiété peut même être essentielle à la survie. Une personne se trouvant au bord d'un trottoir alors qu'une voiture fait une embardée dans sa direction perçoit immédiatement le danger et a un brusque mouvement de recul.

Quand on se sent en danger ou qu'on pressent un danger, le cerveau transmet un message au système nerveux, qui réagit en sécrétant de l'adrénaline. Cet afflux d'adrénaline nous met en état d'alerte et nous confère un surcroît d'énergie, nous préparant ainsi à faire face au danger (réaction de lutte) ou à nous mettre à l'abri (réaction de fuite). Une surcharge d'adrénaline peut avoir des effets secondaires désagréables – nervosité, étourdissements, transpiration anormale, tremblements, essoufflement et autres, mais ces effets sont généralement de courte durée.

Comment l'anxiété nous affecte-t-elle ?

Chaque fois qu'un danger – réel ou imaginaire – provoque une réaction de lutte ou de fuite, cette réaction se manifeste à trois niveaux : cognitif (la façon dont on pense), physique (la réaction du corps) et comportemental (la façon dont on agit). L'ampleur de la réaction varie selon les personnes et les situations.

- **Niveau cognitif** : L'attention se porte immédiatement et automatiquement sur la menace potentielle. La réaction peut aller d'une légère inquiétude à une terreur extrême.

- **Niveau physique** : Au nombre des effets physiques, citons les palpitations ou l'accélération du rythme cardiaque, la respiration courte et superficielle, les tremblements, la transpiration anormale, les étourdissements et la sensation d'ébriété, l'impression d'avoir les jambes en coton, la sensation de froid, la tension musculaire et la nausée.

- **Niveau comportemental** : Pour se protéger de l'anxiété, on adopte divers comportements et on en évite d'autres (on peut suivre des cours d'autodéfense ou s'abstenir de passer par certaines rues après la tombée de la nuit, par exemple).

Il faut savoir que l'anxiété entraîne souvent des changements simultanés sur les plans cognitif, physique et comportemental. Par exemple, si une personne passe une grande partie de son temps à s'inquiéter de sa situation financière (plan cognitif), cela créera chez elle une certaine tension (plan physique) et elle pourrait aussi passer beaucoup de temps à revoir son budget et ses investissements (plan comportemental). Autre exemple : si un étudiant se prépare à passer un examen important, il se peut qu'il ait peur de ne pas être à la hauteur (plan cognitif), qu'il soit tendu et appréhensif (plan physique) et qu'il attende jusqu'au dernier moment pour étudier (plan comportemental).

Voici ce qu'il faut retenir avant tout au sujet de l'anxiété :
- l'anxiété est *normale* ; tous les êtres vivants en éprouvent ;
- l'anxiété est *nécessaire* à la survie et à l'adaptation ;
- l'anxiété n'est *ni nocive ni dangereuse* ;
- en règle générale, l'anxiété est *de courte durée* ;
- l'anxiété peut avoir un effet *bénéfique* sur le rendement (à condition qu'elle soit d'intensité faible ou modérée).

Quand l'anxiété devient-elle problématique ?

Tout le monde éprouve de l'anxiété à l'occasion, mais les symptômes sont généralement de courte durée et sans conséquence. Cependant, lorsque les symptômes cognitifs, physiques et comportementaux de l'anxiété sont persistants et sévères et que l'anxiété provoque une détresse qui nuit à la capacité de travailler ou d'étudier, de fréquenter des amis et d'accomplir les tâches quotidiennes, l'anxiété n'est plus dans les limites de la normale.

Les symptômes suivants peuvent indiquer la présence d'un trouble anxieux :

- **Symptômes cognitifs** : *pensées anxieuses (p. ex.,* « Je suis en train de perdre les pédales »), *anxiété d'anticipation (p. ex.,* « Je vais bafouiller et me ridiculiser ») et *convictions génératrices d'anxiété* (p. ex., « Seuls les faibles éprouvent de l'anxiété).
- **Symptômes physiques** : *réactions physiques excessives compte tenu du contexte* (p. ex., palpitations cardiaques et souffle court provoqués par le fait de se trouver dans un centre commercial). Les symptômes physiques de l'anxiété peuvent être confondus avec ceux d'une affection physique : une crise cardiaque, par exemple.
- **Symptômes comportementaux** : *évitement des situations génératrices de peur* (p. ex., conduite automobile), *évitement des activités procurant des sensations semblables à celles qu'on ressent quand est anxieux* (p. ex., exercice physique), *formes subtiles d'évitement* (comportements ayant pour but de distraire la personne, p. ex., fait de beaucoup parler pour masquer l'anxiété) et *adoption de comportements axés sur la sécurité* (habitudes qui minimisent l'anxiété et procurent un sentiment de sécurité, p. ex., toujours avoir un téléphone cellulaire à portée de main pour pouvoir demander de l'aide).

Pour déterminer s'il convient de consulter un professionnel de la santé mentale en raison de l'anxiété ressentie, on peut prendre en compte plusieurs facteurs, notamment :

· le degré de détresse causé par les symptômes anxieux ;
· l'incidence des symptômes anxieux sur la capacité de travailler ou d'étudier, d'avoir des relations sociales et d'accomplir les tâches quotidiennes ;
· le contexte dans lequel l'anxiété se manifeste.

Que sont les troubles anxieux ?

Un trouble anxieux peut être présent la plupart du temps ou se manifester lors d'épisodes courts et intenses, parfois sans raison apparente. Il arrive que les personnes atteintes de troubles anxieux se sentent angoissées au point d'éviter les tâches et les activités quotidiennes susceptibles d'entraîner l'apparition de symptômes d'anxiété. Certaines personnes ont des crises d'angoisse si intenses qu'elles en sont terrifiées ou paralysées. En général, les personnes aux prises avec des troubles anxieux savent bien que leurs craintes sont excessives ou déraisonnables. Lors de la première consultation, un grand nombre d'entre elles disent : « Je sais que mes craintes sont absurdes, mais je n'arrive pas à m'en défaire ».

Les troubles anxieux sont répertoriés en fonction du type d'objet ou de situation induisant l'anxiété. On trouvera ci-après une brève description des principales catégories de troubles anxieux selon les critères diagnostiques du *Manuel diagnostique et statistique des troubles mentaux* (DSM-5; APA, 2013). Chaque trouble anxieux pouvant être associé à un grand nombre de symptômes différents, nous avons choisi un exemple représentatif pour illustrer les symptômes cognitifs, physiques et comportementaux de chaque trouble.

CHANGEMENTS RÉCENTS APPORTÉS À LA CATÉGORIE DES TROUBLES ANXIEUX

En 2013, le DSM-IV a été remplacé par le DSM-5. Dans le DSM-5, les troubles obsessionnels-compulsifs (TOC), l'agoraphobie sans antécédents de trouble panique, le trouble de stress aigu et le trouble de stress post-traumatique (TSPT) ne font plus partie de la catégorie des troubles anxieux, comme dans le DSM-IV. Dans le DSM-5, les trois diagnostics de trouble panique avec agoraphobie et sans agoraphobie et d'agoraphobie sans antécédent de trouble panique ont été remplacés par deux diagnostics distincts : le trouble panique et l'agoraphobie ; les TOC sont rangés dans la catégorie des troubles obsessionnels-compulsifs et apparentés ; et le TSPT ainsi que le trouble de stress aigu font maintenant partie de la catégorie des troubles liés à des traumatismes ou à des facteurs de stress. Deux troubles sont passés dans la catégorie des troubles anxieux : l'anxiété de séparation et le mutisme sélectif.

TROUBLE PANIQUE

Description

· Le trouble panique est caractérisé par des attaques de panique récurrentes et inattendues (p. ex., palpitations cardiaques, transpiration anormale, tremblements) suivies, durant au moins un mois, de l'un ou l'autre des symptômes ci-dessous :
· appréhension constante d'une nouvelle attaque de panique ou des conséquences possibles d'une telle attaque (p. ex., crise cardiaque) ;
· modifications importantes du comportement (p. ex., évitement de l'exercice ou de certains lieux de peur d'avoir une attaque de panique) (APA, 2013).
· Les attaques de panique peuvent s'accompagner d'agoraphobie (un autre type de trouble anxieux, décrit ci-après).

Exemples de symptômes
COGNITIFS
· « Je fais une crise cardiaque. »
· « Je suffoque. »

PHYSIQUES
· accélération du rythme cardiaque
· douleur ou gêne thoracique
· étourdissement ou nausée
· tremblements
· sensation de « souffle coupé »

COMPORTEMENTAUX
· évitement des lieux où la personne a connu des symptômes d'anxiété (p. ex., une certaine épicerie) ou de lieux semblables (p. ex., toutes les épiceries)
· évitement des déplacements, des lieux très fréquentés (peur de la foule) et des files d'attente
· évitement des activités demandant un gros effort (p. ex., exercice physique).

AGORAPHOBIE
Description
· L'agoraphobie est caractérisée par une anxiété marquée, qui dure depuis au moins six mois, dans au moins deux des cinq situations suivantes : *utiliser les transports publics, être dans des endroits ouverts, être dans des endroits clos, être dans une file d'attente ou dans une foule et être seul à l'extérieur du domicile.* Les personnes atteintes d'agoraphobie évitent ces situations ou, si elles ne peuvent pas les éviter, en éprouvent de la détresse. Ce qui inquiète principalement les personnes atteintes, dans ces situations, est qu'il serait difficile de s'en échapper ou de trouver du secours en cas de survenue de symptômes de panique (APA, 2013).

Exemples de symptômes

COGNITIFS
- « Je ne pourrai pas m'échapper. »
- « Personne ne pourra me porter secours. »

PHYSIQUES
- accélération du rythme cardiaque
- sensation de « souffle coupé »

COMPORTEMENTAUX
- évitement des transports publics, des endroits ouverts et des endroits clos ; les personnes atteintes évitent aussi d'être seules à l'extérieur de leur domicile et de se trouver dans des files d'attente ou parmi la foule
- besoin de la présence de quelqu'un dans des situations ou des lieux associés à l'anxiété.

PHOBIE SPÉCIFIQUE

Description
- La phobie spécifique consiste en une « peur ou anxiété intenses à propos d'un objet ou d'une situation spécifique ». (APA, 2013, p. 247).
- La phobie spécifique comporte cinq sous-types : type *animal* (p. ex., peur des souris ou des araignées) ; type *environnement naturel* (p. ex., peur des orages ou des hauteurs) ; type *sang-injection-accident* (p. ex., peur du sang ou des injections) ; type *situationnel* (p. ex., peur des transports publics, des ascenseurs ou des endroits clos) et type *autre* (p. ex., peur d'étouffer ou de vomir).

Exemples de symptômes

COGNITIFS

- « L'avion va s'écraser. »
- « Le chien va me mordre. »

PHYSIQUES

- transpiration anormale
- tension musculaire
- étourdissements

COMPORTEMENTAUX

- évitement des voyages en avion
- besoin de s'échapper

TROUBLE D'ANXIÉTÉ SOCIALE (PHOBIE SOCIALE)

Description

- Le trouble d'anxiété sociale (également appelé phobie sociale) est défini ainsi : « peur ou anxiété intenses d'une ou plusieurs situations sociales durant lesquelles le sujet est exposé à l'éventuelle observation attentive d'autrui ». (APA, 2013, p. 365). La peur liée aux situations sociales ou l'évitement de ces situations doivent être présents depuis au moins six mois.
- Les peurs peuvent être associées à la plupart des situations exigeant une performance publique ou des interactions sociales : participation à de petits groupes, rencontres de personnes non familières, relations amoureuses ou pratique de sports.

Exemples de symptômes

COGNITIFS

- « Je vais avoir l'air anxieux et niaiseux. »
- « Les gens vont penser que je suis bizarre. »

PHYSIQUES
- rougissement du visage
- transpiration anormale
- bouche sèche

COMPORTEMENTAUX
- évitement des réceptions, fêtes, réunions...
- évitement de la prise de parole en public

ANXIÉTÉ GÉNÉRALISÉE

Description

- L'anxiété généralisée est définie ainsi : « Anxiété et soucis excessifs (attente avec appréhension) survenant la plupart du temps durant au moins 6 mois concernant un certain nombre d'événements ou d'activités (telles que le travail ou les performances scolaires) ». (APA, 2013, p. 395).
- L'anxiété généralisée est caractérisée par la difficulté à contrôler les préoccupations et par la présence d'au moins trois symptômes physiques associés (p. ex., tension musculaire, perturbation du sommeil et difficultés de concentration).

Exemples de symptômes

COGNITIFS
- « Ça s'annonce mal. »
- « L'inquiétude va me rendre fou. »
- « Je dois m'assurer que rien de mal puisse arriver. »

PHYSIQUES
- tension musculaire
- sentiment d'être survolté ou à bout des nerfs
- agitation, irritabilité
- perturbations du sommeil

COMPORTEMENTAUX
- évitement des faits de l'actualité, de la lecture des journaux
- restriction des activités en raison de préoccupations excessives relativement à ce qui pourrait se produire
- recherche excessive de réconfort ou préparation exagérée

ANXIÉTÉ DE SÉPARATION

Description
- « La caractéristique essentielle de l'anxiété de séparation est une peur ou anxiété excessive concernant la séparation d'avec la maison ou les figures d'attachement. »
- « L'anxiété excède ce que l'on pourrait attendre compte tenu du stade de développement du sujet. »
- « La peur, l'anxiété ou l'évitement persistent pendant au moins 4 semaines chez les enfants et les adolescents et typiquement pendant 6 mois ou plus chez les adultes. » (APA, 2013).

Exemples de symptômes
COGNITIFS
- « Quelque chose va arriver à cette personne si je ne reste pas près d'elle. »
- « Je risque de me perdre, de tomber malade ou autre chose, et d'être séparé de cette personne. »

PHYSIQUES
- maux de tête
- maux d'estomac
- vomissements

COMPORTEMENTAUX
- réticence à sortir ou crainte de sortir, de peur d'être séparé d'une certaine personne

- peur de se retrouver seul ou sans une certaine personne, et évitement de telles situations
- refus de s'endormir si une certaine personne n'est pas présente.

MUTISME SÉLECTIF

Description

- « Le mutisme sélectif est caractérisé par une incapacité régulière à parler dans des situations sociales dans lesquelles l'enfant est supposé parler (p. ex., à l'école), bien qu'il parle dans d'autres situations. L'incapacité à parler a un retentissement significatif sur la réussite scolaire ou professionnelle, ou interfère avec la communication sociale. » (APA, p 195).
- Il dure depuis au moins un mois (pas seulement le premier mois d'école) et interfère souvent avec la réussite scolaire.
- Il coexiste souvent avec la timidité ou la phobie sociale.

Exemples de symptômes

COGNITIFS

- « Si au moins l'école durait moins longtemps ! »
- « Qu'est-ce qu'ils vont penser de moi ? »

PHYSIQUES

- maux d'estomac
- accélération du rythme cardiaque
- souffle court

COMPORTEMENTAUX

- incapacité à parler dans de nombreuses situations sociales
- mutisme, sauf en présence des membres de la famille proche
- refus de se rendre à l'école
- difficulté à regarder les gens dans les yeux.

Bien que les troubles obsessionnels-compulsifs, le stress aigu et le stress post-traumatique ne soient plus répertoriés dans la catégorie des troubles anxieux, les renseignements contenus dans le présent guide relativement à la thérapie cognitivo-comportementale, au rétablissement et à la prévention de la rechute, ainsi que les conseils aux familles continuent de s'appliquer à ces diagnostics.

2 Les causes des troubles anxieux

On ne sait pas au juste ce qui déclenche les troubles anxieux. Les recherches portent à croire que plusieurs facteurs seraient en cause. Comme la plupart des troubles de santé mentale, les troubles anxieux semblent être causés par un ensemble de facteurs physiologiques et psychiques et par des circonstances particulières telles que :

· des événements stressants ou traumatisants ;
· des antécédents familiaux de troubles anxieux ;
· des troubles du développement durant l'enfance ;
· l'usage d'alcool, de médicaments ou de substances illégales ;
· d'autres troubles physiques ou mentaux.

Facteurs psychiques

Les deux principales théories visant à expliquer l'influence du psychisme sur les troubles anxieux sont la théorie *cognitive* et la théorie *comportementale*. Elles sont à l'origine du traitement cognitivo-comportemental, présenté au chapitre suivant. Il existe une troisième façon d'appréhender les causes psychiques de l'anxiété : la théorie *développementale*, qui cherche à expliquer l'anxiété éprouvée à l'âge adulte par l'examen de ce qui a été appris durant l'enfance.

THÉORIE COGNITIVE

Le danger fait partie de la vie. Pour notre survie, nous avons été génétiquement programmés, au cours de l'évolution, à craindre le danger. Nous savons d'instinct qu'il faut éviter les animaux dangereux et faire preuve de prudence lorsque nous nous trouvons au bord du vide. Toutefois, selon la théorie cognitive, les personnes aux prises avec un trouble anxieux auraient tendance à *surestimer* le danger et ses conséquences possibles, par exemple le danger que présentent les serpents, les araignées et d'autres animaux, en s'imaginant que ce danger est bien plus grand et bien plus courant qu'il ne l'est en réalité. C'est ainsi que, redoutant le pire, une personne peut être persuadée, en présence de tout serpent, qu'il va la mordre et l'empoisonner, même s'il s'agit d'un serpent non venimeux. C'est ce qu'on appelle le *catastrophisme*, une attitude courante chez les personnes présentant des troubles anxieux.

Les personnes qui surestiment le danger ont tendance à éviter les situations qui pourraient les exposer à ce qu'elles craignent. Par exemple, une personne qui a peur de prendre l'avion évitera les voyages nécessitant d'en prendre un. On appelle les comportements d'évitement des *comportements sécurisants*, car ils apaisent momentanément l'anxiété ressentie. Toutefois, lorsqu'on évite une situation qui engendre de la peur, cette peur ne fait que s'accroître. La théorie cognitive professe qu'en confrontant ses peurs on peut les atténuer, car on s'aperçoit alors que le danger n'est pas aussi grand qu'on le croyait.

THÉORIE COMPORTEMENTALE

Selon la théorie comportementale, les gens apprendraient à associer la peur ressentie lors d'un événement stressant ou traumatisant à certains « signaux » *externes* ou *internes* : un lieu, un bruit ou un sentiment, par exemple. Lorsque ces signaux se manifestent, ils réactivent la peur. Or, une fois l'association entre la peur et le signal établie, elle est automatique et immédiate et elle échappe au contrôle conscient. La peur se manifeste avant que le sujet ait pu déterminer s'il y a danger véritable.

Une certaine odeur perçue lors d'un événement terrifiant deviendra un signal externe si la présence de cette odeur, même dans une situation exempte de danger, rappelle l'événement à la personne et évoque une réaction de peur. De même, l'accélération du rythme cardiaque qui a accompagné un danger deviendra un signal interne si par la suite, chaque fois que son cœur bat très vite, par exemple à la suite d'un effort physique, la personne en éprouve de la peur.

Pour éviter de tels signaux, certaines personnes aux prises avec un trouble anxieux prennent des mesures extrêmes et il arrive même que des signaux de même nature soient assimilés au signal d'origine ; c'est ainsi qu'une mauvaise expérience avec un bulldog peut conduire à l'évitement de tous les chiens. Quand les gens évitent de tels signaux, ça leur procure un sentiment de sécurité, mais à la longue, les comportements d'évitement amplifient l'anxiété associée à ces signaux. L'évitement empêche de « désapprendre » l'association. Le seul moyen de la désapprendre est de s'exposer aux signaux redoutés dans des situations exemptes de danger.

Théorie développementale

Selon cette théorie, il existerait un lien entre la façon dont les enfants apprennent à prévoir et à interpréter les événements et l'anxiété qu'ils éprouveront plus tard dans la vie. Le degré de contrôle qu'on exerce sur sa vie est fortement corrélé au degré d'anxiété ressenti et le sentiment de contrôle varie considérablement d'une personne à une autre. Certains pensent exercer un contrôle total sur tout ce qui leur arrive, tandis que d'autres éprouvent une incertitude totale et se sentent totalement impuissants face à l'avenir. À l'évidence, les gens qui sont persuadés qu'ils n'ont aucun contrôle sur leur vie ressentent davantage de peur et d'anxiété. C'est ainsi qu'ils peuvent croire, à l'occasion d'une entrevue d'embauche, que quoi qu'ils fassent pour se préparer et quelles que soient leurs qualifications, ils n'ont aucun contrôle quant à l'issue de l'entrevue, de sorte qu'ils se présentent avec la crainte d'être rejetés.

Facteurs physiologiques

Les causes physiologiques des troubles anxieux et leurs effets sont divers : déséquilibres chimiques dans le cerveau et perturbation de l'activité cérébrale ; hérédité ; troubles physiques et mentaux ; consommation d'alcool ou d'autres drogues.

RÉGULATION DE L'ACTIVITÉ CHIMIQUE DU CERVEAU

Les recherches ont montré l'existence d'un lien entre l'anxiété et la régulation inadéquate de divers *neurotransmetteurs* — les messagers chimiques qui transmettent les signaux entre les cellules du cerveau. Trois principaux neurotransmetteurs ont une incidence sur l'anxiété : la sérotonine, la noradrénaline et l'acide gamma-aminobutyrique (GABA).

Sérotonine

La sérotonine contribue à la régulation de l'humeur, de l'agressivité, des impulsions, du sommeil, de l'appétit, de la température corporelle et de la douleur. Divers médicaments administrés pour traiter les troubles anxieux accroissent la quantité de sérotonine disponible pour la transmission des signaux.

Noradrénaline

La noradrénaline joue un rôle dans la réaction de lutte ou de fuite et dans la régulation du sommeil, de l'humeur et de la tension artérielle. Un stress intense stimule la production de noradrénaline. Il semble qu'il y ait, chez les personnes qui présentent des troubles anxieux, et en particulier chez celles qui sont aux prises avec un trouble panique, un dérèglement du système contrôlant la production de noradrénaline. Certains médicaments aident à stabiliser la quantité de noradrénaline disponible pour la transmission des signaux.

GABA

Le GABA favorise la relaxation et le sommeil et contribue à prévenir la surexcitation. Les médicaments appelés benzodiazépines accroissent l'activité du GABA, ce qui a un effet calmant.

MODIFICATIONS DE L'ACTIVITÉ CÉRÉBRALE

Grâce aux techniques modernes d'imagerie cérébrale, les chercheurs ont pu étudier l'activité de zones précises du cerveau de personnes atteintes de troubles anxieux. Ils ont notamment constaté ce qui suit :

· Il existe des anomalies du métabolisme et du débit sanguin du cerveau ainsi que des anomalies structurelles (p. ex., atrophie) dans les lobes *frontal*, *occipital* et *temporal*.

· La concentration de sérotonine, de noradrénaline et de GABA dans le *système limbique*, qui contrôle la mémoire et les réactions à l'anxiété et à la peur, est vraisemblablement responsable de l'anxiété que certaines personnes éprouvent au sujet de l'avenir.

· L'activité du *locus cœruleus* (siège des neurones à noradrénaline [noradrénergiques]) et du noyau du *raphé médian* (très riche en neurones à sérotonine [sérotoninergiques]) semble liée à l'apparition d'attaques de panique.

· L'activité du système *noradrénergique* (au niveau du cerveau et
au niveau périphérique) provoque des symptômes physiques
d'anxiété, notamment rougissement du visage, transpiration
anormale et palpitations cardiaques, qui peuvent être alarmants
pour la personne ; on a d'ailleurs relevé un lien entre ce système
et l'apparition de flashbacks chez les personnes aux prises avec le
trouble de stress post-traumatique.

FACTEURS HÉRÉDITAIRES

Les recherches ont confirmé le rôle des facteurs héréditaires dans
l'apparition des troubles anxieux. L'incidence de troubles anxieux
est plus grande chez les personnes dont un membre de la famille
est atteint d'un tel trouble.

FACTEURS D'ORDRE MÉDICAL

Alcool, médicaments et substances illégales

L'usage de ces substances peut provoquer des symptômes anxieux,
que ce soit pendant que la personne est sous l'effet de ces substances
ou alors qu'elle est en sevrage. Les substances le plus souvent
associées aux symptômes d'anxiété généralisée ou de panique
sont les stimulants, une classe à laquelle appartiennent la caféine,
la cocaïne et d'autres drogues illégales, et certains médicaments
d'ordonnance, dont le méthylphénidate (p. ex., la Ritaline).

Troubles physiques

Un certain nombre de pathologies peuvent entraîner l'apparition
de symptômes d'anxiété et provoquer des troubles anxieux. Les
symptômes de panique et d'anxiété généralisée pourraient ainsi
provenir d'affections glandulaires, cardiaques ou pulmonaires, ou
d'affections du cerveau. Le traitement de la pathologie en cause
atténue généralement les symptômes anxieux.

Troubles mentaux

Les personnes atteintes d'un trouble psychiatrique, quel qu'il soit, éprouvent souvent des symptômes d'anxiété. Parfois, ce sont les symptômes de cet autre trouble – dépression ou psychose – qui exacerbent l'anxiété. En un tel cas, le diagnostic posé ne sera peut-être pas celui de trouble anxieux.

Il arrive aussi que des personnes chez qui on a diagnostiqué un trouble anxieux soient également aux prises avec un autre trouble psychiatrique ; dans ce cas, il s'agit le plus souvent d'un autre type de trouble anxieux, d'une toxicomanie ou d'une dépression.

Deux personnes atteintes de trouble panique sur trois connaissent un épisode dépressif majeur au cours de leur vie. Lorsque la dépression se produit chez une personne atteinte d'un trouble anxieux, la situation est particulièrement préoccupante, car ces problèmes, lorsqu'ils sont combinés, accroissent les risques de suicide. Généralement, la dépression apparaît après que le trouble anxieux se déclenche et c'est le caractère débilitant croissant du trouble anxieux qui fait que la dépression finit par s'installer. Heureusement, il existe des traitements éprouvés et efficaces tant pour l'anxiété que pour les troubles dépressifs.

Autres facteurs

Les études montrent que les personnes anxieuses ont tendance à avoir une respiration irrégulière alternant entre l'hyperventilation et l'apnée. Cette façon de respirer entraîne l'apparition d'autres symptômes (p. ex., sensation d'ébriété, étourdissements, voire évanouissements) et augmente l'anxiété.

3 Les traitements des troubles anxieux

Les experts sont d'avis que le type de psychothérapie le plus efficace contre les troubles anxieux est la thérapie cognitivo-comportementale (TCC) adaptée à chaque cas. Le traitement médicamenteux est également une forme de traitement efficace et elle est souvent associée à la TCC.

Thérapie cognitivo-comportementale

La TCC est une thérapie de brève durée axée sur les aspects cognitifs et comportementaux des troubles anxieux. Elle consiste généralement en une série de 12 à 15 séances hebdomadaires d'une heure, pour les séances individuelles, ou de deux heures, pour les séances de groupe. Les premières séances sont consacrées à l'examen du trouble anxieux par la personne affectée et le thérapeute. Les symptômes font ensuite l'objet d'une évaluation cognitivo-comportementale, puis les objectifs du traitement sont établis, ainsi que ses modalités. Tout au long de la thérapie, des tâches comportementales et cognitives sont assignées à la personne pour l'aider à développer des compétences qui atténueront ses symptômes anxieux. Une fois les symptômes atténués, le thérapeute s'attache à déterminer les problèmes sous-jacents susceptibles de provoquer la *rechute* (réapparition des symptômes).

Les tâches à accomplir entre les séances sont diverses : il peut s'agir pour la personne de faire face toute seule à une situation évocatrice de peur, de prendre note de ses pensées et de ses émotions lors de diverses situations génératrices d'anxiété ou de lire des documents d'information.

En règle générale, lorsque le traitement proprement dit a pris fin, les thérapeutes fixent des séances de « rappel », plus espacées.

EN QUOI CONSISTE LA TCC ?

La *thérapie d'exposition* est une partie intégrante de la TCC. Elle consiste à exposer progressivement la personne, directement ou en imagination, à la situation qu'elle redoute et qui est génératrice d'anxiété. Il pourrait s'agir de passer du temps avec des chiens pour une personne qui en a peur, de se rendre dans des centres commerciaux pour une personne chez qui ils évoquent des attaques de panique ou de participer à des activités sociales et de parler à des gens pour une personne qui a peur de se ridiculiser.

La thérapie d'exposition repose sur le principe selon lequel en s'exposant à ce qui leur fait peur, les gens apprennent à reconnaître que ces peurs sont excessives et irrationnelles. Donc, à mesure qu'ils s'y exposent, leur anxiété diminue. C'est ce qu'on appelle l'*habituation*.

Comme beaucoup de gens ont du mal à confronter leurs peurs, on commence généralement par les exposer à des situations faiblement ou modérément anxiogènes pour arriver, progressivement, à des situations qui évoquent une profonde anxiété. Dans le cas d'une personne qui a peur des chiens, le thérapeute commencera par la faire parler de chiens et lui faire regarder des photos de chiens et des films sur les chiens, puis il lui demandera d'observer des chiens à distance, l'objectif étant que la personne finisse par s'approcher de divers types de chiens et qu'elle les caresse.

L'exposition répétée à des situations anxiogènes atténue la peur et l'anxiété, ce qui fait que la personne a moins tendance à les éviter. À mesure que la personne, avec l'aide du thérapeute, réalise des progrès, elle est amenée à faire de plus en plus d'exercices d'exposition entre les séances de thérapie. Les progrès réalisés lors du traitement dépendent généralement de l'intensité de la peur et de la capacité de la personne à tolérer le malaise associé au déclenchement de l'anxiété.

Un des aspects importants de la TCC consiste à aider les personnes aux prises avec des troubles anxieux à reconnaître, à remettre en question et à réprimer leur tendance à surestimer le danger, ainsi que l'impression qu'elles ont d'être incapables d'y faire face. Les thérapeutes élaborent des stratégies cognitives qui, en conjonction avec la thérapie d'exposition, aident les gens à reconnaître que leurs façons de voir et leurs convictions peuvent engendrer des états d'anxiété et les entretenir.

Prenons trois exemples : les personnes qui ont peur des chiens peuvent s'imaginer que tous les chiens sont dangereux parce qu'il leur est arrivé, une fois, d'être mordues ; les personnes qui ont connu une crise de panique dans un centre commercial sont portées à surestimer le risque d'en avoir une autre en un même lieu ; et les personnes atteintes de phobie sociale ont tendance à surestimer le risque qu'elles courent, en société, de commettre une maladresse qui les exposera aux critiques et au ridicule.

Avec de la pratique, tant au cours des séances de thérapie que dans le cadre des tâches prescrites, les personnes aux prises avec des troubles anxieux acquièrent des compétences leur permettant d'identifier les convictions et modes de pensée associés à leur anxiété, de cerner les distorsions récurrentes dans leur façon de penser, d'examiner si leurs craintes sont fondées ou non et de réagir de façon plus réfléchie en présence des choses ou de situations redoutées.

Les thérapeutes ont également recours à des exercices de restructuration cognitive pour aider les personnes à reconnaître que les comportements axés sur l'évitement, le réconfort et la « sécurité » (p. ex., le fait de toujours avoir des anxiolytiques sur soi « au cas où ») ne sont pas des stratégies bénéfiques à long terme.

La TCC a fait ses preuves pour tous les troubles anxieux. Elle procure généralement une atténuation importante des symptômes, qui se maintient bien après la fin du traitement. En raison du succès de cette thérapie, qui réduit les rechutes, la TCC devrait être la première proposée aux personnes aux prises avec des troubles anxieux. On envisagera d'autres thérapies seulement si la TCC n'a pas donné de résultat ou si la personne refuse d'en faire l'essai. Les personnes n'ayant pas accès à un thérapeute qualifié peuvent utiliser des manuels décrivant les différentes étapes du traitement ; il existe des manuels pour chaque trouble anxieux. (On trouvera une liste d'ouvrages recommandés en page 53.)

Traitements médicamenteux

Les recherches ont montré que les médicaments ayant une incidence sur divers neurotransmetteurs, et en particulier la sérotonine, la noradrénaline et le GABA étaient souvent bénéfiques aux personnes atteintes de troubles anxieux. Ces médicaments atténuent les symptômes de l'anxiété, surtout lorsqu'ils sont associés à une TCC.

Les principaux médicaments utilisés pour traiter l'anxiété sont les inhibiteurs sélectifs de la recapture de la sérotonine (ISRS), les inhibiteurs de la recapture de la sérotonine et de la noradrénaline (IRSNa) et les benzodiazépines. Les ISRS et les IRSNa appartiennent à la classe des antidépresseurs, des médicaments couramment prescrits pour traiter les troubles anxieux et la dépression.

En général, pour le traitement des troubles anxieux, les médecins prescrivent des ISRS ou des IRSNa. Les recherches ont montré que ces médicaments atténuaient les symptômes anxieux chez 70 % des gens environ. Pour ceux qui ne répondent pas aux ISRS ou aux IRSNa, il existe d'autres médicaments. Par ailleurs, des symptômes anxieux particuliers sont parfois traités par d'autres médicaments, dont les bêta-bloquants, pour réduire le tremblement des mains ou ralentir le rythme cardiaque, et les anticholinergiques, pour diminuer la transpiration. Ces médicaments peuvent être administrés en sus d'un ISRS ou d'un IRSNa.

ANTIDÉPRESSEURS

Les antidépresseurs sont généralement le premier médicament prescrit pour traiter les troubles anxieux. Ils sont sûrs et efficaces, ils n'engendrent pas de dépendance et aucun effet à long terme n'a été détecté. Les antidépresseurs ont cependant un inconvénient : ils ont souvent des effets secondaires. Généralement, ces effets sont modérés et de courte durée et les bienfaits de ces médicaments compensent largement ces effets. Il arrive cependant que les effets secondaires soient plus contrariants. Notons que dans la plupart des cas, les effets secondaires d'un antidépresseur se manifestent au cours des premières semaines du traitement, avant que ses bienfaits ne se fassent sentir.

Bien que les ISRS et les IRSNa soient les antidépresseurs le plus souvent prescrits pour traiter les troubles anxieux, d'autres classes d'antidépresseurs sont également efficaces : les antidépresseurs

tricycliques et tétracycliques (ATC), et les inhibiteurs de la
monoamine-oxydase (IMAO). Il existe de nouvelles classes
d'antidépresseurs, mais leur efficacité n'a pas encore été établie
pour le traitement des troubles anxieux.

Qu'implique l'essai d'un traitement par antidépresseur ?

Pour obtenir les meilleurs résultats possibles, il faut prendre
régulièrement ses antidépresseurs, généralement une ou deux fois
par jour. Comme il en va de tous les médicaments, il faut suivre les
directives du médecin à la lettre. En prenant plus ou moins que la
quantité prescrite on risque de nuire à l'efficacité du médicament
et même d'aggraver certains symptômes. En début de traitement,
la plupart des médecins prescrivent une faible dose. Si la personne
supporte le médicament, le médecin augmentera progressivement
la dose afin de trouver la dose idéale, c'est-à-dire celle qui soit la
plus bénéfique tout en causant le moins d'effets secondaires.

Lorsqu'on entreprend un traitement par antidépresseur, il faut le
poursuivre pendant une période d'essai d'au moins trois mois.
Ce délai permet d'ajuster la posologie, de voir s'atténuer les effets
secondaires initiaux et de commencer à vraiment discerner les
bienfaits du médicament, car les effets des antidépresseurs se font
sentir graduellement et il faut compter un certain temps avant
qu'ils ne fassent leur plein effet.

Il faut généralement attendre plusieurs semaines pour remarquer
un changement au niveau des symptômes. Puis, l'anxiété s'atténue
et il devient plus facile pour la personne de modifier son comportement face à ce trouble. En effet, il convient de préciser que si les
antidépresseurs peuvent être d'un grand secours, ils ne soulagent
pas tous les symptômes anxieux.

Si, après une période d'essai de trois mois, l'antidépresseur prescrit
n'a pas produit d'effets bénéfiques, le médecin recommandera

probablement de faire l'essai d'un autre antidépresseur. Certaines personnes obtiennent de bons résultats avec un médicament, alors que d'autres n'en obtiennent aucun. Si le premier médicament prescrit (p. ex., un ISRS), ne donne pas les résultats escomptés, le médecin peut, dans un deuxième temps, prescrire un autre ISRS ou un IRSNa. Il n'est pas rare de devoir essayer deux ou trois antidépresseurs avant de trouver celui qui convient.

Peut-on prendre des antidépresseurs durant la grossesse et l'allaitement ? C'est une question dont les femmes devraient parler avec leur médecin. Dans certains cas, les bienfaits du médicament l'emportent clairement sur les risques.

Pendant combien de temps doit-on prendre des antidépresseurs ?

Lorsque le médecin a trouvé l'antidépresseur qui convient le mieux à la personne, il lui recommande généralement de prendre le médicament pendant un minimum de 6 à 12 mois. Il arrive toutefois que le médecin recommande de poursuivre le traitement pendant plusieurs années, car l'interruption du traitement pourrait accroître les risques de rechute. Même pris pendant des années, les antidépresseurs sont sans danger et ils n'engendrent pas de dépendance.

Si on commence à se sentir mieux et qu'on cesse de prendre ses médicaments trop tôt ou trop rapidement, on s'expose à un plus grand risque de rechute. La décision d'arrêter le traitement doit être prise en consultation avec le médecin. Lorsqu'on souhaite mettre fin à un traitement par antidépresseur, on peut minimiser le risque de rechute en adoptant les règles de conduite suivantes :

· Réduire progressivement la dose sur plusieurs semaines ou même plusieurs mois.
· Se faire suivre par un professionnel de la santé pour surveiller la réapparition de tout symptôme anxieux problématique.
· Suivre une TCC avant d'arrêter l'antidépresseur et se servir des

compétences acquises pour maîtriser tout symptôme anxieux qui pourrait surgir après l'arrêt du traitement médicamenteux.

Effets secondaires des antidépresseurs

Chez les personnes qui prennent des antidépresseurs, les effets secondaires sont courants. Ils se manifestent souvent peu après l'instauration du traitement et ils s'atténuent progressivement. En début de traitement, les effets secondaires peuvent ressembler à s'y méprendre aux symptômes de l'anxiété, ce qui amène certaines personnes aux prises avec des troubles anxieux à abandonner leur traitement avant d'en ressentir les effets bénéfiques. Il faut savoir que les effets secondaires ne durent généralement que deux ou trois semaines et qu'on peut en atténuer certains en modifiant la dose ou en prenant ses médicaments à un autre moment de la journée. S'il n'y a pas d'amélioration, le médecin pourrait prescrire un autre médicament.

Les effets secondaires des antidépresseurs ne sont pas permanents : ils disparaissent complètement avec l'arrêt du traitement. Comme il en va de tous les médicaments, il faut faire part au médecin de tout effet secondaire incommodant. Vous trouverez ci-après plus de précisions sur les différentes classes d'antidépresseurs et leurs effets secondaires courants.

Interactions médicamenteuses avec les antidépresseurs

Quand on prend un antidépresseur ou n'importe quel autre médicament, il est important de demander à son médecin ou pharmacien, avant de prendre tout autre médicament sur ordonnance ou en vente libre ou produit à base de plantes médicinales, s'il pourrait y avoir une interaction. Il convient aussi de consulter son médecin avant de consommer des drogues ou de l'alcool, car ces substances peuvent aussi interagir avec certains médicaments ou réduire leur efficacité. L'alcool et les drogues peuvent d'ailleurs provoquer des symptômes anxieux par eux-mêmes.

Inhibiteurs sélectifs de la recapture de la sérotonine

Les ISRS sont souvent le premier médicament prescrit pour le traitement des troubles anxieux, car ils ont fait leurs preuves : ils atténuent les symptômes anxieux, ils sont sans danger et leurs effets secondaires sont moins prononcés que ceux d'autres antidépresseurs. Les ISRS agissent sur les neurotransmetteurs de la sérotonine.

Les ISRS actuellement commercialisés au Canada sont la fluoxétine (Prozac), la fluvoxamine (Luvox), la sertraline (Zoloft), la paroxétine (Paxil), le citalopram (Celexa) et l'escitalopram (Cipralex). Ces médicaments sont considérés comme étant d'efficacité semblable, mais chacun d'eux peut donner des résultats différents selon la personne. Les effets des ISRS se font sentir moins rapidement que ceux des benzodiazépines, surtout dans le traitement du trouble panique, mais ils sont mieux tolérés à long terme et ils n'entraînent pas de dépendance physique.

Effets secondaires courants : baisse de la libido, troubles gastro-intestinaux, prise de poids, maux de tête, anxiété, insomnie ou sédation, rêves ou cauchemars intenses. Certaines études semblent indiquer un léger accroissement du risque de suicide en début de traitement. Les personnes qui ont des pensées suicidaires doivent communiquer sans attendre avec leur médecin ou se rendre immédiatement au service des urgences le plus proche si elles craignent d'attenter à leurs jours.

Inhibiteurs de la recapture de la sérotonine et de la noradrénaline

La venlafaxine (Effexor) est administrée pour traiter la dépression, l'anxiété généralisée, le trouble panique, les troubles obsessionnels-compulsifs (TOC) et la phobie sociale. Le seul autre médicament de la classe des IRSNa en vente au Canada est la duloxétine (Cymbalta).

Effets secondaires courants : nausées, somnolence, étourdissements, nervosité ou anxiété, fatigue, perte d'appétit et dysfonction sexuelle. À dose élevée, la venlafaxine peut accroître la tension artérielle et elle peut être déconseillée pour les personnes atteintes d'hypertension artérielle ou d'insuffisance hépatique.

Antidépresseurs tricycliques et tétracycliques

Il y a 10 antidépresseurs tricycliques et tétracycliques (ATC) commercialisés au Canada, mais ils n'ont pas tous fait leurs preuves pour le traitement des troubles anxieux. L'imipramine (Tofranil), la désipramine (Norpramin) et la clomipramine (Anafranil) sont ceux qui ont fait l'objet du plus grand nombre d'études pour le traitement du trouble panique et de l'anxiété généralisée.

Les ATC peuvent interagir avec certains médicaments, en particulier ceux qui sont prescrits pour d'autres troubles mentaux ou des troubles cardiaques. Afin d'éviter les interactions éventuelles, il faut indiquer au médecin tous les médicaments qu'on prend.

Effets secondaires courants : bouche sèche, tremblements, constipation, sédation, vision trouble et modification de la tension artérielle quand on se lève après avoir été assis (hypotension orthostatique). Les ATC pouvant provoquer des anomalies du rythme cardiaque, il se peut que le médecin souhaite voir les résultats d'un électrocardiogramme (ÉCG) ou d'autres tests avant de prescrire ces médicaments, ainsi qu'en cours de traitement.

Inhibiteurs de la monoamine-oxydase

Les inhibiteurs de la monoamine oxydase (IMAO) sont des médicaments très efficaces pour le traitement de la dépression et de l'anxiété. Toutefois, on les prescrit moins souvent que d'autres antidépresseurs car les personnes qui en prennent doivent suivre un régime faible en tyramine, une protéine que l'on trouve notamment dans les fromages faits, les viandes faisandées et les produits fermentés ou à teneur élevée en levures. Quand on prend un IMAO, une consommation excessive de tyramine peut provoquer une hypertension dangereuse et même fatale. Si une personne se voit prescrire un IMAO, son médecin ou son pharmacien lui donnera une liste des aliments à éviter. Il existe divers IMAO, dont la phénelzine (Nardil) et la tranylcypromine (Parnate).

Les IMAO peuvent aussi interagir avec un certain nombre de médicaments. On recommande par exemple d'éviter certains analgésiques. C'est pourquoi il faut demander à son médecin ou pharmacien la liste des médicaments à éviter. Les personnes qui vont subir une intervention chirurgicale doivent, au moins quelques semaines avant la date de l'intervention, avertir le chirurgien (un chirurgien-dentiste y compris) qu'elles prennent un IMAO. Il se peut que le chirurgien leur demande de cesser de prendre l'IMAO avant l'intervention chirurgicale pour éviter toute interaction médicamenteuse possible. En cas de chirurgie d'urgence, le médecin surveillera toute interaction médicamenteuse possible et prendra les mesures nécessaires pendant et après l'intervention.

Effets secondaires courants : baisse de la tension artérielle lorsqu'on se lève après avoir été assis (hypotension orthostatique), insomnie, œdème et prise de poids.

Autres antidépresseurs

Le moclobémide (Manerix), prescrit pour traiter l'anxiété sociale, est un antidépresseur de la classe des IMAO qui ne nécessite pas de restrictions alimentaires s'il est pris deux heures avant les repas et qui a moins d'interactions avec d'autres médicaments, ce qui le rend plus sûr que les autres IMAO. La mirtazapine (Remeron) est un antidépresseur qui peut aussi être employé pour le traitement des troubles anxieux car, à faibles doses, elle favorise le sommeil et stimule l'appétit.

BENZODIAZÉPINES

Les benzodiazépines sont une classe de médicaments qui stimulent l'activité du système de neurotransmission du GABA. Les benzodiazépines ont un effet calmant : elles diminuent l'anxiété et la surexcitation ; elles provoquent aussi de la somnolence, ce qui aide les gens à s'endormir et à éviter les réveils nocturnes. Avant l'introduction des ISRS, les benzodiazépines ont été pendant longtemps les médicaments privilégiés pour la gestion des troubles anxieux. Mais comme elles peuvent entraîner une dépendance et qu'elles présentent des risques d'abus, il n'est pas recommandé d'en faire un usage à long terme.

Les benzodiazépines ont l'avantage de soulager et de maîtriser rapidement l'anxiété et elles sont souvent employées pour traiter l'anxiété généralisée, le trouble panique et l'anxiété sociale. Elles sont généralement prescrites pour une période de deux à quatre semaines en début de traitement par un ISRS ou un autre antidépresseur, en attendant que l'antidépresseur fasse pleinement effet.

Les benzodiazépines le plus communément utilisées pour le traitement des troubles anxieux sont le clonazépam (Rivotril) et le lorazépam (Ativan).

Effets secondaires courants : somnolence, sédation, étourdissements et perte d'équilibre. Ces effets deviennent graves quand les benzodiazépines sont prises avec de l'alcool ou d'autres sédatifs.

AUTRES MÉDICAMENTS

La buspirone (Buspar), qui affecte surtout le système de neurotransmission sérotoninergique, peut être prescrite pour le traitement de l'anxiété généralisée. Ses effets se font généralement sentir dans un délai de deux à trois semaines.

Il arrive qu'on fasse appel aux antipsychotiques pour traiter des troubles anxieux chez les personnes qui n'ont pas répondu au traitement par antidépresseur. Ils sont alors généralement administrés à faible dose. Il arrive aussi, en présence d'un trouble anxieux grave, qu'on prescrive un antipsychotique en association avec un antidépresseur.

REMÈDES À BASE DE PLANTES MÉDICINALES

Depuis longtemps, on a constaté qu'un grand nombre de plantes semblaient avoir un certain effet sur l'humeur et la santé mentale. Bien que de nombreuses plantes puissent contenir des ingrédients actifs susceptibles d'apporter un certain soulagement à divers symptômes, leur efficacité n'a pas été rigoureusement testée. En Amérique du Nord, l'industrie des produits à base de plantes n'est pas réglementée, ce qui signifie que la qualité et l'efficacité de ces produits ne sont pas uniformes. Les remèdes à base de plantes peuvent avoir des effets indésirables et des interactions toxiques avec d'autres médicaments. Les personnes qui envisagent de prendre des plantes médicinales devraient en parler à leur médecin et lui indiquer tous les médicaments qu'elles prennent.

Certains produits à base de plantes, dont la camomille vraie (camomille allemande), le houblon, le kava, la citronnelle, la passiflore, la scutellaire et la valériane, ont des effets sédatifs et sont présumés atténuer les symptômes anxieux. Le millepertuis et d'autres plantes sans effet sédatif sont également préconisés pour le traitement des troubles anxieux. Très peu de recherches ont été effectuées pour déterminer l'efficacité de ces remèdes, soit par eux-mêmes, soit combinés à la TCC, aux antidépresseurs et à d'autres traitements éprouvés.

Autres avenues thérapeutiques

EXERCICE PHYSIQUE

Si on connaît depuis longtemps le lien entre l'activité physique et le bien-être psychique, les recherches sur l'exercice dans le contexte du traitement de l'anxiété en sont encore à leurs débuts. Néanmoins, si on se fonde sur les premiers résultats, il semblerait que l'exercice adapté en fonction de l'état de santé et de la condition physique soit une adjonction prometteuse au traitement de l'anxiété par la psychothérapie ou la médication.

THÉRAPIE DE LA PLEINE CONSCIENCE

La thérapie cognitive basée sur la pleine conscience (TCBPC) combine les stratégies de la TCC avec la méditation de la pleine conscience. Grâce à la pratique quotidienne de la méditation, l'acceptation de l'inconfort du moment présent s'accroît, et le jugement qui s'attache à l'expérience de cet inconfort en est diminué. L'un des objectifs de la TCBPC est le changement de la relation à sa propre expérience. La TCBPC diffère en cela de la TCC (sans méditation de la pleine conscience), qui vise à amoindrir l'expérience anxieuse elle-même par le changement des pensées et comportements perturbants.

La TCBPC est une option thérapeutique intéressante pour les troubles émotifs. On la recommande à présent pour prévenir la rechute chez les personnes qui ont connu une dépression. Les études sur l'efficacité de la TCBPC pour les troubles anxieux laissent penser qu'elle en réduirait les symptômes, en particulier chez les personnes aux prises avec une anxiété sociale. Selon les quelques études qui ont comparé la TCBPC à la TCC pour le traitement de l'anxiété sociale, l'efficacité de la TCBPC serait semblable ou inférieure à celle de la TCC proprement dite. Pour ce qui est de l'anxiété généralisée, il n'est pas prouvé que l'efficacité de la TCBPC soit semblable à celle de la TCC. Il faudra poursuivre les recherches pour confirmer l'efficacité de la thérapie de la pleine conscience pour les troubles anxieux. Il existe une forme de thérapie apparentée à la TCBPC : la réduction du stress basée sur la pleine conscience. Cependant cette thérapie, qui n'est pas couplée à la TCC, semble moins efficace que la TCBPC pour le soulagement de l'anxiété.

La TCBPC n'est pas une thérapie spécifique ; il est probable qu'elle aide à éliminer un certain nombre d'obstacles au bien-être (p. ex., l'autocritique). En règle générale, cette thérapie est dispensée en groupe sur une période de huit semaines, mais elle peut aussi être dispensée dans le cadre de séances individuelles.

THÉRAPIE D'ACCEPTATION ET D'ENGAGEMENT

La thérapie d'acceptation et d'engagement (TAE) vise à accroître la plasticité psychique au moyen de six processus de changement : l'acceptation du ressenti, la distanciation à l'égard de ses pensées, l'ancrage dans l'instant présent, la connexion avec l'expérience profonde de soi, l'orientation de la vie dans le sens des valeurs personnelles et l'engagement actif à l'égard de ces valeurs. Les recherches ont montré que la TAE n'était pas plus efficace que la TCC pour le traitement des troubles anxieux, mais elles ont aussi montré que la TAE était supérieure à l'absence de traitement pour l'anxiété généralisée et l'anxiété sociale. Il faudra effectuer des recherches plus poussées pour déterminer si la TAE est supérieure à l'absence de traitement pour les phobies spécifiques et le trouble panique. On peut avoir recours à la TAE, soit seule, lorsque les gens refusent de suivre une TCC, soit en conjonction avec la TCC, lorsque celle-ci s'avère insuffisante.

4 Le rétablissement et la prévention de la rechute

Quand on instaure un traitement pour un trouble anxieux, le but premier est le rétablissement, c'est-à-dire l'atténuation et la gestion des symptômes. Pour y parvenir, on associe souvent la médication, la TCC et la psychothérapie de soutien, auxquelles on greffe parfois d'autres thérapies comme l'ergothérapie, la ludothérapie et la thérapie nutritionnelle. L'application aux situations de la vie courante des compétences acquises lors du traitement constitue une partie intégrante du rétablissement. Chacun définit le rétablissement à sa façon. Parmi les divers objectifs à long terme possibles, on peut citer l'amélioration des relations avec autrui, l'épanouissement au travail, une plus grande estime de soi et, de façon plus générale, une amélioration de la qualité de vie.

Une fois le rétablissement amorcé et la personne prête à reprendre une vie normale, il faut s'efforcer de prévenir la rechute. L'anxiété n'est pas une maladie dont on guérit. Les médicaments et la psychothérapie servent à maîtriser les symptômes de l'anxiété, mais certains, dont l'inquiétude et la peur, peuvent toujours ressurgir dans la vie courante. Pour éviter la rechute, il faut avoir un plan permettant de gérer les symptômes dès qu'ils apparaissent. Les progrès réalisés relativement au rétablissement et à la prévention de la rechute dépendent de deux choses : l'adoption d'un tel plan et

une attitude positive. On a plus de chances d'atteindre ses objectifs
et de les maintenir si :

- on sait reconnaître les signes précurseurs (et si on a élaboré des
  stratégies en cas de régression) ;
- on adopte une bonne hygiène de vie ;
- on envisage l'avenir avec espoir et optimisme ;
- on a confiance en ses capacités.

Prévention de la rechute et promotion du mieux-être

QUE FAIRE POUR PRÉVENIR LA RECHUTE ?

1. **Bien se renseigner sur le trouble.** Il importe de bien se
renseigner sur ses symptômes et la façon de les reconnaître
lorsqu'ils font leur apparition. Il existe de nombreuses sources
d'information : groupes de soutien, ouvrages, vidéos et documents en ligne. Il faut cependant savoir que les sites Internet
ne sont pas tous fiables ; la partie « Sources d'information »,
qui commence à la page 53, contient notamment une liste de
sites recommandés.

2. **Élaborer un plan pour gérer les symptômes anxieux et s'y tenir.**
Pour maintenir les progrès réalisés relativement à la maîtrise
des symptômes anxieux, il faut faire preuve de détermination
en résistant à la tentation de se limiter comme on le faisait
lorsqu'on était aux prises avec le trouble anxieux. À cette fin, il
est bon d'établir un plan comportant les engagements suivants :
- Prendre ses médicaments de la manière prescrite. Tout
changement au niveau de la posologie ou de l'horaire de
prise des médicaments doit être approuvé au préalable par
le médecin traitant.

- Apprendre à reconnaître les signes indiquant un possible retour du trouble du trouble anxieux (p. ex., le fait de recommencer à éviter les situations qui étaient génératrices d'anxiété).
- Faire appel aux compétences acquises durant la thérapie dès qu'on remarque ces signes. Pour maintenir le mieux-être, il est essentiel de continuer à s'exposer aux situations qui étaient associées à l'anxiété.

3. **Établir un réseau de soutien.** La famille, les amis et les membres d'un groupe de soutien peuvent être d'un grand secours en reconnaissant les situations susceptibles de provoquer des symptômes d'anxiété et en rappelant à la personne ses points forts lorsqu'elle se sent découragée.

4. **Apprendre à gérer le stress.** Le stress, la fatigue et un sentiment d'impuissance face à une certaine situation peuvent provoquer des symptômes anxieux. Il importe de savoir reconnaître les situations génératrices de stress et d'apprendre à les gérer. Voici quelques suggestions pour retrouver sa tranquillité d'esprit :
   - *Respiration diaphragmatique :* Une façon de pratiquer cette forme de respiration est de s'allonger sur le dos et de poser une main sur le nombril. On respire de façon à ce que la main monte et descende avec chaque respiration, en s'efforçant de se détendre pour que les poumons puissent bien se vider et se remplir d'air. Pour découvrir d'autres façons de pratiquer la respiration diaphragmatique, on peut se renseigner auprès de son praticien.
   - *Activités qui procurent du plaisir :* La lecture de livres qui élèvent l'âme, les promenades dans la nature et les conversations avec des gens qui savent écouter sont des exemples d'activités agréables qui favorisent la détente.
   - *Reprise de contrôle :* Quand on prend un cours, qu'on apprend quelque chose de nouveau ou qu'on se découvre un nouveau

centre d'intérêt, on pense moins aux choses qui occasionnent du stress et elles perdent de leur importance.

- *Recentrage sur l'ici et le maintenant,* notamment par le yoga et la méditation de la pleine conscience.

5. **Adopter un mode de vie propice au bien-être.** Quand on mange sainement, qu'on dort suffisamment et qu'on fait régulièrement de l'exercice ou du sport, il est plus facile de gérer le stress. Si on tient à boire de l'alcool, il faut modérer sa consommation. Pour se rétablir, on peut faire appel à sa foi ou à des exercices spirituels. Enfin, il est essentiel de cultiver les aspects de la vie qui procurent un sentiment de bien-être et de chercher d'autres moyens de trouver la sérénité.

6. **Adopter un mode de vie équilibré** en répartissant bien son temps entre la famille, les amis et les activités récréatives.

Relations de couple

Les troubles anxieux affectent les relations de couple. Quand on éprouve des symptômes sévères, il est difficile de s'intéresser au bien-être de l'autre et de maintenir des rapports de connivence. En outre, quand on ressent des symptômes d'anxiété sévères, la personne avec qui on partage sa vie peut se trouver dans l'obligation d'assumer une part de responsabilités supérieure à ce qu'elle juge équitable. À la longue, cela peut créer un froid et même de l'hostilité dans le couple. Il faut des efforts, du temps et de la patience pour rebâtir son couple.

Quand on a un trouble anxieux, il est important d'impliquer la personne avec qui on partage sa vie en la tenant au courant des progrès réalisés et en lui offrant d'assumer de plus en plus de responsabilités à mesure qu'on apprend à gérer ses symptômes et qu'on se rétablit. Par ailleurs, il est recommandé aux personnes dont le conjoint est atteint de troubles anxieux de s'informer du traitement auprès du médecin traitant, ainsi que de se joindre à un groupe de soutien familial.

Une thérapie avec un conseiller conjugal qui connaît bien les troubles anxieux peut être très utile pour rétablir la communication et pour rebâtir la relation de couple. Un bon thérapeute aide les personnes à redécouvrir ce qui les a attirées l'une vers l'autre.

5 Conseils pour les membres de l'entourage

Lorsqu'un proche est atteint d'un trouble anxieux...

Lorsqu'un proche est atteint d'un trouble anxieux, le reste de la famille doit faire face à des contraintes supplémentaires. Mais comme la plupart des gens éprouvent de l'anxiété à un moment ou à un autre de leur vie, il peut s'écouler pas mal de temps avant qu'un diagnostic exact ne soit posé et qu'un traitement ne soit instauré. Le proche atteint du trouble aura sans doute reçu, de la part de gens bien intentionnés – et peut-être même de membres de sa famille – des conseils du genre : « Tu te fais du souci pour rien. Détends-toi ! » ou bien : « C'est quoi le problème de sortir de la maison ? Fais un effort ! ». Ce seraient là des conseils sensés... si la personne n'avait pas un trouble anxieux ; mais avoir un trouble anxieux, c'est plus que se faire du souci, et il convient de faire appel à un professionnel.

Quand l'anxiété perturbe la vie quotidienne des membres de la famille et des amis, il est normal qu'ils soient contrariés. Pour rétablir une vie de famille ou de couple normale, la première chose à faire est de reconnaître qu'il s'agit d'une maladie.

Réactions à la pose du diagnostic

Lorsqu'un trouble anxieux est diagnostiqué chez un proche, les membres de la famille passent par toutes sortes d'émotions contradictoires. Il y a souvent le soulagement de découvrir enfin la source du problème, mais le diagnostic peut aussi provoquer de l'accablement, de l'irritation ou des sentiments de culpabilité, et susciter la crainte que la maladie ne compromette l'avenir du proche ainsi que celui des membres de son entourage. Et quand la maladie est diagnostiquée chez un enfant ou un jeune adulte, les parents peuvent être portés à s'en attribuer la responsabilité et à se dire que c'est de leur faute, même si les professionnels de la santé leur affirment le contraire.

Il faut savoir qu'il est parfaitement normal d'éprouver toutes ces émotions, car les troubles anxieux perturbent la vie familiale. En apprenant à accepter et à gérer ses sentiments, on est mieux à même de faire face au stress et d'apporter un soutien à la personne aux prises avec le trouble anxieux.

Comment se comporter à l'égard de l'être cher

1. **Se renseigner à fond sur les symptômes du trouble anxieux et les traitements offerts.** Une bonne connaissance du trouble anxieux est utile pour bien comprendre le proche et le soutenir sur la voie du rétablissement.

2. **Encourager le proche à adhérer au plan de traitement.** Si les membres de la famille se posent des questions sur le traitement,

ils peuvent demander à leur proche la permission de parler à un membre de son équipe de traitement.

3. **Ne pas laisser l'anxiété dominer la vie familiale.** Il importe de maîtriser le stress et de maintenir une vie familiale aussi normale que possible.

4. **Savoir réconforter le proche sans cautionner son anxiété.** Lorsqu'elles se trouvent confrontées à une situation génératrice d'anxiété, les personnes aux prises avec un trouble anxieux ont tendance à chercher du réconfort auprès des membres de leur entourage et à leur demander de leur éviter de faire face à la situation. Quand on a pris l'habitude d'atténuer l'anxiété d'un proche ou de l'aider à éviter les situations génératrices d'anxiété, il est difficile d'adopter un nouveau comportement du jour au lendemain ; mais c'est en s'abstenant de cautionner les comportements anxieux (p. ex., en évitant à la personne de faire face à des situations anxiogènes ou en apaisant son anxiété par une préparation ou des recherches disproportionnées) qu'on est le plus utile à la personne qui cherche à se rétablir.

5. **Communiquer de façon claire, directe et positive.** Quand on a un proche qui est envahi par la peur, on doit se garder de le critiquer même si on n'est pas d'accord avec lui. Si par exemple, on juge qu'un traitement est nécessaire alors que le proche ne souhaite pas en suivre un, il faut prendre le temps de le laisser exprimer ses réserves. Il est possible de donner son point de vue tout en respectant les appréhensions de son proche.

6. **Il faut se dire que la vie est une course d'endurance et non de vitesse.** Les progrès sont faits de petites avancées. Il convient donc de féliciter le proche des progrès qu'il accomplit et de l'encourager à maîtriser ses symptômes anxieux en se servant des techniques qu'il a apprises lors du traitement.

Prendre soin de soi

Lorsqu'on doit s'occuper d'un proche atteint d'un trouble anxieux, il arrive qu'on néglige de prendre soin de soi, qu'on abandonne ses activités habituelles et qu'on s'isole de ses amis et de ses collègues. Il faut parfois un certain temps avant de ressentir un épuisement psychique et physique, mais le stress accumulé peut se traduire par des troubles du sommeil, de l'irritabilité et des coups de fatigue.

Il faut donc savoir reconnaître ses propres limites et les premiers signes de stress de façon à faire le nécessaire pour la préservation de sa santé physique et mentale. Pour refaire le plein d'énergie, il est essentiel de prendre du temps pour soi et de maintenir des centres d'intérêt en dehors de la sphère familiale et à l'écart du proche atteint de trouble anxieux. Le rétablissement d'un trouble anxieux prend du temps et les membres de l'entourage doivent cesser de se sentir coupables de ne pas penser qu'au bien-être du proche. Quand on prend le temps de satisfaire ses propres besoins, on a davantage d'énergie pour réconforter son proche et on a moins tendance à s'impatienter, à éprouver du ressentiment et à se sentir découragé.

Les autres membres de la famille et les amis peuvent être d'un grand secours, mais il faut savoir qu'il y a des gens qui sont plus compréhensifs à l'égard de la maladie mentale et mieux informés que d'autres. Il convient donc de faire preuve de discernement en choisissant les personnes à qui se confier et en décidant des conseils à suivre.

Il est conseillé aux membres de l'entourage des personnes atteintes de troubles mentaux de rechercher des professionnels expérimentés dans le soutien aux familles confrontées à ce type de difficultés, un soutien qui peut prendre la forme de counseling individuel ou

familial. Les familles peuvent aussi participer à des groupes de
sensibilisation sur les troubles anxieux ou à des groupes d'entraide
pour familles de personnes atteintes de troubles anxieux.

Pour obtenir des services de counseling ou se renseigner sur les
groupes d'entraide, on peut s'adresser à un hôpital, une clinique de
santé mentale ou un organisme de promotion de la santé mentale.

Comment expliquer les troubles anxieux aux enfants

Il n'est pas facile d'expliquer les troubles anxieux aux enfants.
Il arrive que les parents s'abstiennent de dire aux enfants qu'un
membre de la famille a reçu un diagnostic de trouble anxieux parce
qu'ils ne savent pas comment le leur expliquer ou parce qu'ils
croient qu'ils ne comprendront pas. Soucieux de protéger leurs
enfants, certains parents s'efforcent de maintenir les habitudes
familiales comme si de rien n'était.

Or, il est difficile de garder le silence et d'essayer de maintenir
les apparences. À la longue, cette stratégie ne peut que semer la
confusion dans l'esprit des enfants qui cherchent à comprendre
ce qui ne va pas. En effet, les enfants sont intuitifs et lorsqu'un
membre de la famille passe par des changements d'ordre émotion-
nel, mental et physique, ils s'en rendent facilement compte. Il est
recommandé aux parents de ne pas cacher aux enfants l'existence
du trouble anxieux pour éviter qu'ils n'interprètent l'état de leur
proche de façon erronée.

Entre les âges de trois et sept ans, les enfants ont tendance à
se croire au centre du monde. Ils se sentent donc responsables
lorsqu'un événement inhabituel et troublant survient dans leur

famille ou qu'un changement anormal se produit chez une personne de leur entourage. Par exemple, si un enfant monte sur une échelle et qu'un membre de sa famille qui a peur des hauteurs s'alarme, il y a des chances que l'enfant en déduise que c'est lui qui a provoqué ce comportement inhabituel.

Pour expliquer les troubles anxieux aux jeunes enfants, il faut veiller à ne leur fournir que les renseignements qu'ils peuvent comprendre compte tenu de leur âge ou de leur degré de maturité. En s'adressent à leurs enfants d'âge préscolaire, les parents doivent se cantonner à des phrases courtes et s'exprimer clairement et sans jargon, en disant, par exemple : « Parfois, ton papa ne se sent pas bien et ça le met de mauvaise humeur » ou bien : « Ton papa a une maladie et c'est pour ça qu'il ne supporte pas de voir quelqu'un monter à une échelle ».

Aux enfants qui vont à l'école élémentaire, on peut donner davantage d'informations, car ils sont mieux en mesure de comprendre qu'un trouble anxieux puisse être une maladie. Il faut néanmoins prendre garde à ne pas les accabler en leur donnant trop de détails sur la nature de la maladie et son traitement. Pour expliquer les troubles anxieux à ces enfants, on pourrait leur dire : « Quand on a un trouble anxieux, on craint tellement les hauteurs qu'on évite les bâtiments qui ont beaucoup d'étages de peur de se trouver mal ».

Aux adolescents, on peut pratiquement tout expliquer et beaucoup d'adolescents éprouvent le besoin de parler de ce qu'ils voient et de ce qu'ils ressentent. Si on leur fournit des renseignements sur les troubles anxieux, ils auront sûrement des choses à dire de leur côté, qu'il s'agisse d'exprimer de l'inquiétude au sujet des préjugés entourant les troubles mentaux ou de poser des questions sur le caractère héréditaire des troubles anxieux, par exemple.

Quand on parle des troubles anxieux à un enfant, il est bon d'expliquer trois choses importantes :

1. **Le proche se comporte ainsi parce qu'il est malade.** Il est plus facile pour les enfants de comprendre ce qu'est un trouble anxieux si on leur explique qu'il s'agit d'une maladie. Le mieux est de dire que le proche a une maladie qu'on appelle un trouble anxieux. On peut expliquer cela en disant, par exemple : « Un trouble anxieux, c'est un peu comme un rhume, sauf que ça ne s'attrape pas. Au lieu d'avoir le nez qui coule, les gens se font toujours du souci, parfois sans raison. C'est pour ça qu'ils évitent les hauteurs ou d'autres choses qui les effraient. Parfois, ils veulent que les autres personnes de la famille se comportent comme eux. Ça prend beaucoup de temps pour se remettre d'un trouble anxieux. Quand on a un trouble anxieux, on doit se faire soigner. »

2. **Ce n'est pas de la faute de l'enfant si le proche est aux prises avec cette maladie.** Il est important de rassurer l'enfant en lui expliquant que ce ne sont pas ses actions qui sont à l'origine de la maladie du proche. Les symptômes des troubles anxieux sont éprouvants et ils peuvent causer un état dépressif. Ce n'est pas de la faute de l'enfant si le proche est angoissé ou effrayé.

3. **Les adultes de la famille font leur possible pour aider la personne affectée, ainsi que des médecins et d'autres personnes.** C'est aux adultes qu'il incombe de prendre soin du membre de la famille atteint d'un trouble anxieux, pas aux enfants, et ces derniers ne devraient pas avoir à assumer de responsabilités à l'égard de la personne malade. Les enfants ont besoin d'être protégés par leurs parents et d'autres adultes de confiance et ils doivent aussi pouvoir parler de ce qu'ils observent et de ce qu'ils ressentent avec quelqu'un qui connaisse bien les difficultés éprouvées par les personnes aux prises avec des symptômes

anxieux. Les changements qui se produisent chez un être cher à cause d'un trouble anxieux sont souvent effrayants pour les enfants et ils regrettent les bons moments qu'ils passaient avec la personne avant sa maladie.

Les enfants devraient se livrer à diverses activités à l'extérieur du foyer, car cela leur permet de cultiver des relations saines. Durant la phase de rétablissement, le proche recommencera graduellement à participer aux activités familiales, ce qui contribuera à rétablir ses relations avec les enfants.

Si le proche atteint d'un trouble anxieux est le père ou la mère de famille, les deux parents devraient parler aux enfants de ce qu'ils peuvent dire aux personnes qui ne font pas partie de la famille pour leur expliquer ce trouble. Certes, le soutien des amis est important pour tous, mais les troubles anxieux étant difficiles à expliquer et certaines familles redoutant les préjugés entourant les maladies mentales, les membres de la famille doivent déterminer ce qu'ils sont prêts à communiquer à propos de leur situation.

Les parents atteints d'un trouble anxieux sont souvent plus irritables qu'à l'accoutumée. Ils ont de la difficulté à supporter le bruit et le désordre qui accompagnent les jeux de leurs enfants.

La famille sera peut-être obligée d'établir de nouvelles habitudes de vie de façon à ce que le parent aux prises avec le trouble anxieux puisse se reposer à l'écart des situations susceptibles de déclencher les symptômes de la maladie. Il faudra prévoir des périodes où les enfants joueront à l'extérieur du foyer ou réserver à la personne atteinte d'un trouble anxieux un coin où elle pourra se reposer au calme une partie de la journée.

Pendant la période de rétablissement, la personne atteinte d'un trouble anxieux devrait expliquer son comportement aux enfants.

Une fois rétablie, elle pourrait prévoir des moments à consacrer spécialement aux enfants afin de restaurer des relations normales avec eux et de les rassurer en leur montrant qu'elle est de nouveau disponible.

Référence

American Psychiatric Association. *Manuel diagnostique et statistique des troubles mentaux* (5ᵉ éd.), trad. coord. par M.-A. Crocq et J.-D. Guelfi, Paris, Elsevier Masson, 2013

Sources d'information

LECTURES SUGGÉRÉES

Anxiété généralisée, stress et dépression

Bourne, E. et L. Garano. *Maîtriser votre anxiété* (traduit de l'anglais), Saint-Constant, Québec, Broquet, 2005

Greenberger, D. et C.A. Padesky. *Dépression et anxiété : comprendre et surmonter par l'approche cognitive : un guide pratique* (traduit de l'anglais), Mont-Royal, Québec, Décarie éditeur, 2004

Trouble d'anxiété généralisée

Gyoerkoe, K.L., et P.S. Wiegartz. *10 solutions contre l'inquiétude : Comment se calmer l'esprit, se détendre et reconquérir sa vie* (traduit de l'anglais), Saint-Constant, Québec, Broquet, 2008

Trouble panique

Antony, M.M., et R.E. McCabe. *10 solutions contre les troubles de panique : maîtrisez vos malaises et reprenez votre vie en main* (traduit de l'anglais), Saint-Constant, Québec, Broquet, 2008

Wilson, R. *Pas de panique : pour vaincre vos attaques d'anxiété* (traduit de l'anglais), Montréal, Éditions de l'Homme, 1993

Trouble d'anxiété sociale

Antony, M.M. et R.P. Swinson. *Timide ? Ne laissez plus la peur des autres vous gâcher la vie*, Paris, Eyrolles, 2005

Phobie spécifique

Antony, M.M., M.G. Craske et D.H. Barlow. *Mastering your fears and phobias: Workbook*, 2ᵉ éd., New York, Oxford University Press, 2006

Sources d'information en ligne

Société canadienne de psychologie
www.cpa.ca/fr

Association canadienne des thérapies cognitives et comportementales
www.cacbt.ca/fr

Association canadienne pour la santé mentale
www.cmha.ca/fr

American Psychological Association
www.apa.org

Anxiety Disorders Association of America
www.adaa.org

Association for Behavioral and Cognitive Therapies
www.abct.org

Autres titres de la série de guides d'information

La dépression

La psychose chez les femmes

La schizophrénie

La thérapie cognitivo-comportementale

La toxicomanie

Le double diagnostic

L'espoir et la guérison après un suicide

Le premier épisode psychotique

Le système ontarien de services psychiatriques médico-légaux

Le trouble bipolaire

Le trouble de la personnalité limite

Le trouble obsessionnel-compulsif

Les femmes, la violence et le traitement des traumatismes

Les troubles concomitants de toxicomanie et de santé mentale

Promouvoir le rétablissement à la suite d'un premier épisode psychotique

Pour commander ces guides d'information et d'autres publications de CAMH, veuillez vous adresser au Service des publications de CAMH :

Tél. : 1 800 661-1111
À Toronto : 416 595-6059
Courriel : publications@camh.ca
Cyberboutique : http://store.camh.ca